AF324509

D'UN SIGNE

CERTAIN ET IMMÉDIAT

DE LA

MORT RÉELLE

PAR

Le Dr Léon DANIS

PARIS

ADRIEN DELAHAYE, LIBRAIRE-ÉDITEUR

PLACE DE L'ÉCOLE-DE-MÉDECINE

1869

D'UN SIGNE CERTAIN ET IMMÉDIAT

DE LA

MORT RÉELLE

———

Il est, pour constater la mort, des signes prochains et des signes éloignés, des signes probables et des signes certains; malheureusement, jusqu'alors, qui dit signe certain dit signe éloigné; ceux de la première catégorie sont plus ou moins vagues tels qu'on les envisage et l'on peut mourir entre leur détermination indécise et l'apparition des autres. Quand vient la putréfaction, il n'est plus à douter, mais en attendant on eût pu quelquefois donner des soins utiles et continuer des manœuvres salutaires.

Citerai-je ces cas malheureux d'individus enterrés vifs, je le crois inutile, ils sont connus de tous, peut-être même en a-t-on exagéré le nombre. Quoiqu'il en soit, un philantrope effrayé des horreurs de cette statistique funèbre, M. le marquis d'Ourches, a voulu contribuer, pour sa part, à mettre un terme aux chances

d'inhumations précipitées, en demandant un signe certain de mort, absolument indéniable et non tardif.
L'idée est grande et belle, appuyée sur des intentions
d'une générosité princière ; sans doute des moyens
nouveaux seront indiqués en grand nombre, nous
allons exposer le nôtre.

Le cerveau, le cœur et le ventricule sont le trium-
virat, le trépied de la vie, disait Bordeu, et l'action de
l'un de ces trois organes est essentiellement nécessaire à
celle des deux autres. Quand l'un cesse entièrement
d'agir, les autres ne sauraient continuer à être en acti-
vité ; et, comme ils sont les trois centres où viennent
aboutir tous les phénomènes secondaires des deux vies,
ces phénomènes s'interrompent inévitablement aussi,
et la mort générale arrive, écrivait Bichat.

On meurt par le cerveau, les poumons ou le cœur.
L'un ou l'autre de ces appareils, étant plus ou
moins le point de départ de la cessation des actes vi-
taux, réagit sur les deux autres qui succombent faute
du premier. Si donc le cerveau n'envoie pas d'influx
nerveux, le poumon ne respire plus, le cœur ne bat
plus ; si le poumon cesse de fonctionner, le cœur se
contracte mal sous l'influence du sang qui a subi une
hématose incomplète, puis s'arrête ; de son côté le cerveau est paralysé en l'absence de son stimulus ; enfin,
si la mort vient du cœur, la corrélation subsiste de
même. Ces faits bien connus et admis par tous, passés
en quelque sorte dans le domaine public, permettent
d'affirmer que si l'on arrive à constater la mort de l'un

des trois grands systèmes : nerveux, respiratoire ou circulatoire, la mort du tout est établie.

Si l'on voulait s'arrêter à l'appareil cérébro-spinal, pour connaître s'il vit ou non, s'il peut être réveillé ou s'il est bien mort, il faudrait saisir l'influx nerveux ou constater son absence, voir s'il dévie ou ne dévie pas une aiguille d'aimant, s'il permet des contractions musculaires ou si leur production n'est plus possible. Le problème serait délicat à résoudre, l'instrument à imaginer, complexe et coûteux sans doute, la certitude laisserait encore et malgré tout quelque chose à désirer.

. Les poumons et leur fonctionnement ne paraissent pas d'un accès plus facile : la respiration peut être si faible qu'on ne découvre pas la moindre trace non-seulement de mouvements, mais du plus léger souffle, que si l'on imaginait un tube plongeant dans un flacon d'eau de chaux d'une part, et dans la trachée d'autre part, il arriverait que le résultat négatif laisserait du doute : cet instrument, ou un autre, pouvant être mal appliqué, la réaction incertaine et l'expiration trop faible pour arriver au réactif.

Ces vues accessoires et que je ne veux discuter plus longuement me permettent de dire que sur les trois centres de vie, il en est deux d'un abord difficile, impossible même quand il s'agit d'apprécier un filet de vie ou la mort réelle.

En présence du troisième, je crois la science moins désarmée, je la vois au contraire très à même de constater si le cœur vit, s'il sommeille ou s'il est mort. Qui dit cœur, dit circulation, c'est à celle-ci que je m'adresse ; le propulseur n'étant guère plus accessible à nos investigations directes que le cerveau et le poumon, voyons les artères. Lorsqu'on cherche la solution du problème de la vie ou de la mort d'un homme, on va droit au pouls, de celui-ci au cœur, on ausculte, on tâte, pas de battement sous les doigts, pas de bruit à l'oreille, c'est fini. Mais on peut douter encore, de son tact, de son ouïe, il y a grande probabilité, mais non pas certitude absolue et je propose, en réponse au désir de M. le marquis d'Ourches, une manière certaine et indubitable de reconnaître la mort réelle, sans électricité ni galvanisme et par un procédé qui exigerait l'intervention d'un homme de l'art, l'application de connaissances, l'usage d'instruments qui ne sont pas à la portée de tout le monde : la dénudation et la section d'une artère, la temporale superficielle par exemple.

L'artère vide, le cœur est mort ; le cœur mort, tout l'homme a cessé de vivre.

Ce qu'il y a d'avantageux dans cette considération, c'est que le phénomène se produit aussitôt à la mort, il ne donne pas à attendre et tant qu'il ne s'est pas montré, on peut encore chercher à ranimer la vie ; dès qu'il apparaît au contraire, on peut abandonner le malade qui n'est plus qu'un cadavre.

J'ai choisi la temporale, parce qu'elle est très-superficielle ; qu'il est impossible de la manquer ; qu'elle est une des moins rétractiles, si bien que même en la sectionnant il n'est pas à craindre de la retrouver difficilement, en cas de vie ; enfin qu'elle n'est voisine d'aucun organe dont la lésion serait dangereuse.

Située au devant du pavillon de l'oreille, sous la peau et le fascia superficialis, accompagnée d'une veine en dehors et marchant dans une direction parallèle au bord antérieur du pavillon, on tombe immédiatement sur le trajet qu'elle suit, en faisant une incision perpendiculaire à l'hélix.

L'artère découverte, on constate d'abord sa couleur jaune comme orangé sur le cadavre, tandis que sur le vivant elle se confond presque avec les tissus d'alentour ; les battements ont cessé et pour peu qu'ils persistent, on les voit encore quand on ne pourrait plus les percevoir avec la pulpe des doigts. Il faudra néanmoins attendre quelque temps, parce qu'il arrive qu'une artère mise à nu cesse parfois de battre sous l'action de l'air avec lequel elle se trouve brusquement en rapport. Si on l'incise elle devient béante, contient très-rarement du sang et toujours en très-petite quantité, ne jaillissant pas, et quand il s'est écoulé en bavant, il n'en revient pas d'autre. Si, par hasard, il existe des caillots, signe de mort déjà, on les fait sortir en pressant de bas en haut et la circulation ne reprend pas son cours.

Si le sang jaillit, (ce à quoi l'on ne devrait pas être exposé à cause des battements visibles et qui arrêteraient au moment d'inciser l'artère), il sera facile de maîtriser l'hémorrhagie, comme on faisait autrefois dans l'artériotomie : une compresse triangulaire sur chaque bout et un bandage en fronde, au besoin la ligature qu'on aura toute prête à l'avance. On pourra voir les deux temporales, et la vacuité de ces vaisseaux fera, sans restriction, sans doute possible, avec toute la certitude désirable affirmer la mort réelle.

Le chirurgien Foubert avait eu une idée se rapprochant de celle que je propose, il pratiquait une incision entre deux côtes, à gauche, et portait un doigt sur le cœur pour s'assurer s'il ne se contractait pas encore. Mais ce procédé n'est pas sans offrir des dangers, n'a pas le degré de certitude de la constatation de visu de la cessation du mouvement circulatoire, et ne vaut en somme pas beaucoup mieux que l'auscultation.

Tous les médecins seront à même d'opérer cette recherche anatomique, chose souvent impossible s'il fallait un instrument spécial pour reconnaître le décès par électricité, galvanisme ou réactif quelconque ; il y suffira d'un bistouri et d'une pince que tout praticien porte constamment sur lui.

Il est évident que mon intention n'est pas qu'on emploie ce moyen à tort et à travers sans avoir déjà les signes immédiats de la mort : absence de respiration, battements du cœur imperceptibles à l'oreille, pâleur de la face, etc. C'est quand le médecin dit en se basant sur ces caractères : l'homme est mort, quand on est sur le point d'abandonner le cadavre que l'on doit pratiquer l'artériotomie indiquée.

Vous doutez, donnez les soins convenables ; la mort s'affirme, constatez-la sans réplique par la vacuité des artères.

Si l'on objectait, contre la valeur de notre signe, que le cœur peut être tellement affaibli dans son action, qu'il ne lui reste plus assez de force pour pousser le sang dans les vaisseaux de la surface du corps, il serait à répondre qu'alors, s'il n'a pas la force d'envoyer du sang à la tempe, au poignet, etc., il ne pourra non plus en pousser jusqu'au cerveau qui mourra exsangue et le tout avec lui.

Je dirai donc en concluant que, pour s'assurer de la mort, tout en restant dans les limites d'une recherche prudente, il faut :

1° Mettre à nu une artère, la temporale superficielle ou telle autre ;

2° Constater sa couleur, son plus ou moins d'aplatissement, la trace de pulsation ;

3° L'inciser et attendre cinq ou dix minutes ;

4° De peur d'embarras local dans la circulation de l'artère, en voir une autre, du côté opposé ;

5° Ayant constaté qu'elles sont vides et béantes, affirmer la mort.

Remiremont, imp. Mougin.